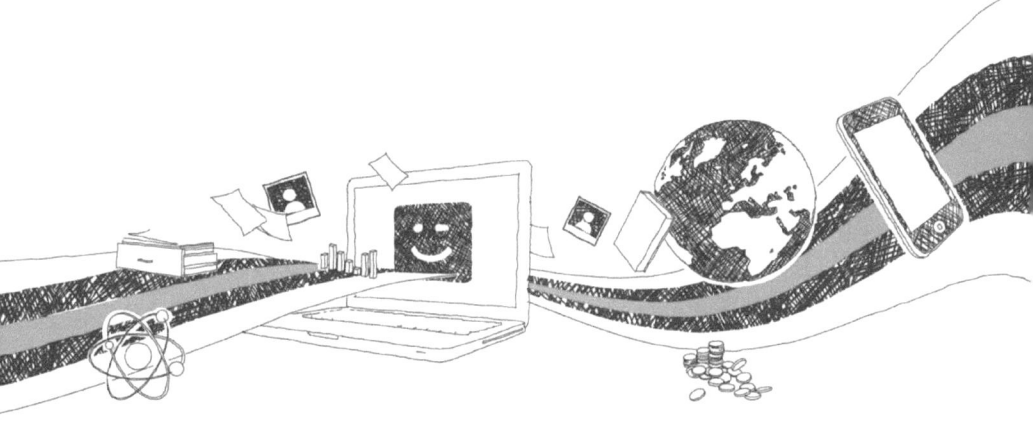
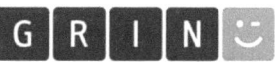

Bibliografische Information der Deutschen Nationalbibliothek:

Die Deutsche Bibliothek verzeichnet diese Publikation in der Deutschen National-bibliografie; detaillierte bibliografische Daten sind im Internet über http://dnb.d-nb.de/ abrufbar.

Dieses Werk sowie alle darin enthaltenen einzelnen Beiträge und Abbildungen sind urheberrechtlich geschützt. Jede Verwertung, die nicht ausdrücklich vom Urheberrechtsschutz zugelassen ist, bedarf der vorherigen Zustimmung des Verla-ges. Das gilt insbesondere für Vervielfältigungen, Bearbeitungen, Übersetzungen, Mikroverfilmungen, Auswertungen durch Datenbanken und für die Einspeicherung und Verarbeitung in elektronische Systeme. Alle Rechte, auch die des auszugsweisen Nachdrucks, der fotomechanischen Wiedergabe (einschließlich Mikrokopie) sowie der Auswertung durch Datenbanken oder ähnliche Einrichtungen, vorbehalten.

Impressum:

Copyright © 2019 GRIN Verlag
Druck und Bindung: Books on Demand GmbH, Norderstedt Germany
ISBN: 9783668999138

Dieses Buch bei GRIN:

https://www.grin.com/document/493124

Sabine Kilbel, Cindy Wehe

Kursleitfaden für den Grundkurs Autogenes Training

GRIN Verlag

GRIN - Your knowledge has value

Der GRIN Verlag publiziert seit 1998 wissenschaftliche Arbeiten von Studenten, Hochschullehrern und anderen Akademikern als eBook und gedrucktes Buch. Die Verlagswebsite www.grin.com ist die ideale Plattform zur Veröffentlichung von Hausarbeiten, Abschlussarbeiten, wissenschaftlichen Aufsätzen, Dissertationen und Fachbüchern.

Besuchen Sie uns im Internet:

http://www.grin.com/

http://www.facebook.com/grincom

http://www.twitter.com/grin_com

Dipl.- Psych. Sabine Kilbel

kilbel-praxis@web.de

www.sabine-kilbel.de

B.Sc. Cindy Wehe

cinwehe@gmail.com

Kursleitfaden für den Grundkurs Autogenes Training für KursleiterInnen

Für Daria Kristin

Inhalt

Kursleitfaden

Stundenverlaufspläne für den Grundkurs Autogenes Training für KursleiterInnen

Wissenswertes für die Kursleitung

Handout Grundkurs Autogenes Training

Vorwort

Liebe Kursleiterinnen, liebe Kursleiter,

deutschlandweit werden Kurse zum Autogenen Training angeboten. Ein großes Dilemma liegt dabei in der Gestaltung des Kurses, die Balance zwischen persönlichem Idealismus und der Finanzierbarkeit für Teilnehmende und Verdienstmöglichkeiten zu finden.

Durch das gemeinsame Ziel und der Verpflichtung zur Prävention und Gesundheitsförderung von Psychotherapeuten, Psychologen, Ärzten, Sozialpädagogen, Pädagogen, Physiotherapeuten u.a. und den Krankenkassen, ergibt sich die Möglichkeit der Mitfinanzierung der angebotenen Kurse durch die Krankenkasse.

Die rechtliche Grundlage bildet §20 SGB V – Primäre Prävention und Gesundheitsförderung.

Um in den Datenbanken der Krankenkasse aufgenommen zu werden, muss der Kurs zur Prüfung zuvor bei der Zentralen Prüfstelle Prävention eingereicht werden.

Das vorliegende Buch, bestehend aus Stundenverlaufsplänen und einem Handout, beinhaltet einen vollständigen Kurs, der so bereits von der Zentralen Prüfstelle Prävention zertifiziert wurde.

Inhaltlich wird auf das Autogene Training insofern eingegangen, dass die Kursleitung stichpunktartig eine Unterrichtsvorbereitung erhält.

Die inhaltliche Grundlage für den Kurs stammt vor allem aus eigenen besuchten Kursen, einem Kursleitertraining für Autogenes Training am Lehrinstitut ZAP Bad Salzuflen und dem „Handbuch Autogenes Training" von Dr. med. Bernt Hoffmann.

Der vorliegende Kurs stellt, unseres Erachtens nach, einen guten Kompromiss zwischen Finanzierbarkeit, Belastbarkeit, ausreichend motivationalen Elementen und pädagogischen Methoden dar, ohne dass die Lust und die Liebe am Autogenen Training zu kurz kommen.

Kursleitfaden

Einleitung

Kontraindikationen

- Personen mit schwerer Intelligenzminderung
- Personen mit schweren Psychosen/ akute psychotische Zustandsbilder
- Personen mit intrusivem Erleben durch traumatische Ereignisse
- Akute kardiovaskuläre Zustandsbilder
- Dominant parasympathisch geprägte Zustandsbilder

Einzelfallanpassungen sind bei Indikationen und Kontraindikationen möglich und erforderlich.

Nebenwirkungen

- Entspannungsinduzierte Angstzustände (Angst die Augen zu schließen, weinen)
- Depersonalisations- und Derealisationsphänomene

Vorgespräche

- Sollten bei Bedarf angeboten werden, um individuell zu klären, ob eine Kursteilnahme in Frage kommt.
- Bei Bedenken bzgl. körperlicher Erkrankungen sollte zuvor ein Arzt/ eine Ärztin konsultiert werden

Vorbereitung

Vor dem Start jeder Gruppe sollten Indikationen, Kontraindikationen und die Ziele geklärt werden, so dass unangenehme Zustände und eine negative Einstellung, wegen falscher Erwartungen und ausbleibenden Erfolgen, gegenüber dem Autogenen Training vermieden werden können.

Zielgruppe

Frauen und Männer

- ab 18 Jahre bis ins hohe Alter, sofern die körperlichen geistigen Voraussetzungen gegeben sind
- Teilnehmende sollten 50 Minuten sitzen können und in der Lage sein die Inhalte zu verstehen
- ohne behandlungsbedürftige Erkrankung, die erlernen wollen, sich besser zu entspannen und Stresssituationen besser zu bewältigen

Da es sich um einen Präventionskurs handelt, sollte vorab besprochen werden, dass der Kurs nicht geeignet ist zur Behandlung von Erkrankungen, auch wenn dies zum Anwendungsbereich des Autogenen Trainings gehört.

Ziele

Entspannung als gesundes Gegengewicht zu übermäßiger körperlicher und seelischer Spannung

- Integration in den Alltag
- Gelassenheit im Leben
- Körperliche und seelische Selbstregulation zur Förderung von Gelassenheit
- Unterstützung der Salutogenes
- Förderung der Selbststeuerungsmöglichkeiten
- Verbesserung des Körpergefühls
- Stressregulation
- Selbstverantwortung
- Förderung der Introspektion
- Verbesserung des Schlafs
- Leistungssteigerung
- Verbesserung der Konzentration[1,4,23]

Kurseinheit 1: Autogenes Training und Stress / Schwere-Übung

Einstieg

Erklärung zum Ablauf des Kurses

Autogenes Training (AT) besteht aus 6 Grundübungen. Jede Stunde wird eine neue Übung erlernt.

Jede Stunde gliedert sich in einen theoretischen Teil zur Übung, die gerade Thema ist, und in einen Entspannungsteil, in dem die Übung durchgeführt wird.

In späteren Stunden werden auch die bereits erlernten Übungen mit durchgeführt. Somit nimmt der Entspannungsteil zeitlich immer mehr an Raum zu.

Regeln im Gruppengespräch

- Ich-Form benutzen
- Feedback gleich äußern
- Aussprechen lassen
- Konkrete Äußerungen
- Ehrlich, offen, wertschätzend, respektvoll
- Aktiv zuhören
- Bei Unklarheiten gleich nachfragen Motto: „Erst ausprobieren, dann urteilen!"

Informationsphase

Was ist autogenes Training

AT ist eine Methode, die in den 20er Jahren von Prof. Dr. med. J. H. Schultz zur konzentrativen Selbstentspannung entwickelt wurde.

- autos = selbst, genos = entstehend (aus dem Selbst entstehendes Üben und Entspannen)
- AT ist ein seit Jahrzehnten anerkanntes psychotherapeutisches Verfahren.

Grundlagen

Autosuggestion = Konzentrative

→Aktive Hinwendung der Aufmerksamkeit auf die bestimmten Objekte[2]

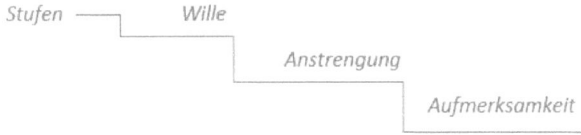

Abbildung 1 Stufenweise Konzentration beim autogenen Training

Die Polarität von Anspannung und Entspannung

Erstrebenswert ist eine lebendige Grundspannung. Also ein gutes Verhältnis von Spannung und Entspannung.

Beim Tonus ist häufig der Muskeltonus gemeint, also wie sehr der Muskel angespannt ist. Der Biotonus meint die Gesamtspannung, welche in bestimmten Grenzen schwankt.

Das autogene Training wirkt regulierend. Auf einen Hypertonus = Krampf, folgt die Erschlaffung der Muskulatur. Ein zu entspannt ist nicht zu bewirken, im Zustand parasympathischer Beeinflussung findet Regenration statt, um gesunde Anspannung/ Leistungsfähigkeit wieder möglich zu machen.[3]

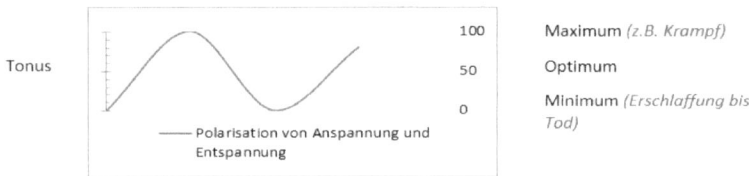

Abbildung 2 Polarität von Anspannung und Entspannung

Training = selbstgestaltetes, systematisches Üben

→bewusst, über Assoziationen (Erinnern von Eindrücken)

Erklärung zu den Folgen von kurz- und langfristigem Stress

- Dauerstress = Ursache von Verspannungen und Schmerzen, Bluthochdruck, Störung der Verdauung, Schlafstörungen u.a.
- Sammeln von Beschwerden und Erfahrungen der Teilnehmenden mit Stress
- Näheres Eingehen auf nächste Stunde vertagen

Einstimmung

Phantasieübung

- Lieblingsessen vorstellen – Reaktion erfragen
- Reaktion erklären: durch geistige Vorstellung wurden körperliche Vorgänge herbeigeführt - Konzentration bewusstmachen, die für das AT erforderlich ist

Zitronenexperiment

„Stellen sie sich eine Zitrone vor, die Sie in ihrer rechten Hand halten. Betrachten sie mit ihrem inneren Auge die herrlich sonnengelbe Farbe und die kleinen Poren der Oberfläche der Zitrone. Die Poren kann man richtig spüren. Nun schneiden sie die Zitrone in Gedanken mit einem Messer auseinander und blicken sie auf die Schnittflächen. Sehen sie wie der Saft aus der Zitrone läuft. Nun schneiden sie eine Scheibe ab und teilen sie sie so, dass das Fruchtfleisch frei liegt. Und beißen sie hinein!"

→Physiologische Reaktion → Speichelfluss (Zusammenhang zwischen Vorstellung und physiologischer Reaktion)

„Merken sie, wie ihnen der Speichel im Mund zusammenläuft. Ohne es zu wissen, Haben sie soeben das Grundprinzip des autogenen Trainings angewandt. Allein durch die gedankliche Vorstellung haben sie eine körperliche Reaktion hervorgerufen."

Erfragen von Entspannungszuständen

- Antworten sammeln und den Bezug zu den 6 Grundübungen herstellen
- Durch die Übungen lernt man mittels der Psyche den Körper zu beeinflussen und Entspannung zu finden
- psychische Beeinflussung des Körpers in Richtung Ruhe mittels 2 Techniken:
  - o immer gleichbleibende, monotone, anweisende Formeln
  - o unterstützende, selbst generierte Vorstellungsbilder[4]

Hauptteil

Einführung der Schwere-Übung

- dient der Muskelentspannung
- Sammeln, wann Teilnehmende sich angenehm schwer gefühlt haben (im Bett, nach dem Sport, nach dem Essen)
- Subjektives Gefühl der Schwere ist gekoppelt mit dem objektiven Zustand der Entspannung (entspannte Muskeln)
- Erläuterung des Teufelskreises: verspannte Muskeln, Fehlhaltung, weiter Anspannung, stärkere Schmerzen
- Autogenes Training: Muskelentspannung führt zu Schmerz- und Fehlhaltungsreduktion[4]

- AT immer positiv beenden

Wenn unangenehme Gefühle oder zu tief versunken:

- Teilrücknahme erklären
- Teilrücknahme durch Strecken der Gliedmaßen
- Formel abändern
- Einzelne Übung (erstmal) auslassen

Erläuterung der Formel für die Schwere- Übung

- Alle Extremitäten, jeweils 3 Wiederholungen

Übung mit neuer Formel: Ruhetönung

„rechter Arm angenehm schwer"
„linker Arm angenehm schwer"
„rechtes Bein angenehm schwer"
„linkes Bein angenehm schwer"

Rücknahme

- Vorstellung Hufeisen unter Einbezug der Schultern
- Spüren des Eigengewichts durch entspannte Muskeln des Armes, da er von Tragefunktion entbunden ist
- Vermehrtes Fließen des Blutes in Extremitäten, da es nicht mehr für Hochleistungsbetrieb im Körper benötigt wird [4]

Entwickeln von Vorstellungsbildern

- Beispiele vorgeben und Anleitung zur Entwicklung eigener positiver Vorstellungsbilder

Benutzen von Bildern beim AT zur Förderung der Suggestibilität

- Innere und äußere Bilder, entsprechend der Affekte, Gefühle und Wünsche des individuellen Teilnehmenden (Sinnbild entwickeln)
- Nur sinnvolle Bilder, bei individuell variierter Formel, mit positiver Emotion („wohlig warm", „angenehm schwer")

Erklären und Durchführung der Schwere-Übung

Erklären der Liege- bzw. Sitzhaltung

- Liegen (Isomatten, ggf. mitbringen)

→Zum Erlernen zumindest zu Beginn ist liegend vorteilhaft

- Sitzen: Bequemer Sessel, Stuhl - Droschkenkutscherhaltung, Prinzensitz, Königinnensitz

→Möglichst viele rechte Winkel, damit der Körper vermehrt durchs Skelett gehalten wird und Muskeln sich entspannen können

- Störungen zulassen, kein Druck durch die Unterdrückung aufbauen
- Geräusche in Vorstellungsbilder einbringen
- Rücknahme erklären „Arme fest! Atmung tief! Augen auf!" (Hände zu Fäusten ballen)
- Gefühl der Schwerelosigkeit erklären, wenn als Vorstellung in der Gruppe vorhanden

Bsp. Vorstellungsbilder: fliegender Teppich, tauchen[4]

Abschluss

Feedbackrunde

- „Habt Ihr das Gefühl vorher schon einmal gehabt?"
- „Ist die Empfindung gleich stark oder stärker?"
- „Gab es die zuvor vorhandenen Schmerzen/ Beklemmungen die ganze Übung lang?"
- Aufforderung zum Üben (3x pro Tag empfohlen, erstmal in entspannten Situationen üben, falls vor dem Einschlafen Rücknahme weglassen)

Kurseinheit 2: Wärme- Übung

Einstieg

Rückmeldung zum Verlauf des Übens

- Rückmeldung und ev. aufkommende Probleme besprechen, Motivation zum Üben, Dranbleiben, Fokus auf das was schon gut geht

Informationsteil

Erklärung der Wirkungsweise des autonomen Nervensystems

- Weitestgehend unwillkürlich, unterliegt nicht dem Willen (autonom)
- Steuert Vorgänge in unserem Körper, z.B. Herzschlag, Blutdruck, Atmung, Kreislauf, Verdauung
- verschiedene Teilsysteme (Gegenspieler: Sympathikus und Parasympathikus) des autonomen Nervensystems
- **Sympathikus:**
  o Schafft Voraussetzung für Leistung und Anspannung im Körper
  o Erhöhung des Herzschlages
  o Versorgung der Muskeln mit Sauerstoff und Nährstoffen durch Bluttransport

(Bezug zur Tabelle „kurz- und langfristige Stressreaktion" des Teilnehmenden-Handouts)

- **Parasympathikus**
  o Schafft Voraussetzung für Ruhe und Entspannung
  o Entspannung und Anspannung können nie gleichzeitig auftreten, da Sympathikus und Parasympathikus Gegenspieler bzw. Antagonisten sind
  o Trotz unwillkürlichem System, Beeinflussung durch Vorstellung möglich
  o Beeinflussung des Nervensystems über Umwege, indem wir dem Körper suggerieren, er ist entspannt → mit Hilfe von wiederholenden Formeln und Vorstellungsbildern[4]

Hauptteil

Einführung der Wärme-Übung

- Schwere-Übung dient der Muskelentspannung
- Wärme-Übung dient der Entspannung der Blutgefäße
- Durch Weitung der Blutgefäße → bessere Durchblutung und dadurch Wärme spürbar
- Diese Wärme bzw. Temperaturänderung ist auch messbar
- Somit bessere Versorgung des Körpers mit sauerstoff- und nährstoffreichem Blut und Entlastung des Herzens[4]

Vorstellungsbilder bzw. Sinnbilder für Wärme: z.b. Sonne, Wärmflasche, Sauna, warmer Sandstrand, Badewanne

Wenn es zu Schwierigkeiten kommt, wohlige Wärme zu erleben, dann als Wahrnehmungsübung durch externe Quellen herstellen, z.b. Saunabesuch und dort auf die sich ausbreitende Wärme konzentrieren lassen.

Durchführung der Wärme-Übung (Schwere/Wärme)

- Eigenes Vorstellungsbild erinnern
- Alle Extremitäten, jeweils 3 Wiederholungen

Übung mit neuer Formel: Ruhetönung

> *„rechter Arm angenehm schwer"*
> *„linker Arm angenehm schwer"*
> *„rechtes Bein angenehm schwer"*
> *„linkes Bein angenehm schwer"*
> *„rechter/ linker Arm/ Bein angenehm warm"*

Rücknahme

Abschluss

Feedbackrunde

Jeder der möchte, kann erzählen wie es ihm ergangen ist (Ich-Botschaften).

Sinn der Formeln erklären

- Aufmerksamkeit von außen auf inneres Empfinden lenken
- Durch Bündelung der Aufmerksamkeit auf ein spezifisches Phänomen, erfolgt schon teilweise Ausblendung der Außenwelt und Entspannung wird induziert, dadurch weiten sich auch die Kapillaren, die daraus resultierende erhöhte Oberflächenwärme wird fokussiert und verstärkt wahrgenommen
- Monotonie: Der Mensch braucht monotone Reize, um sich zu entspannen (Schäfchen zählen).
- Es wird körperliche Veränderung bezweckt

Kurseinheit 3: Herz- Übung

Einstieg

Rückmeldung zum Verlauf des Übens

- Rückmeldungen und ev. auftretende Probleme besprechen
- Motivation zum Dranbleiben

Informationsteil

Erklärung der Funktion des Herzens

- Das Herz versorgt den ganzen Körper mit sauerstoffreichem Blut
- Herz = Pumpe, die in Anspannung pumpt und in Entspannung ruht (Systole/Diastole)
- Klopfen des Herzens, Schluss der Herzklappe
- Normaler Blutdruck 120/80
- Puls ist das Schlagen des Blutes an den Gefäßwänden, Ruhepuls: 70-80
- Pro Minute pumpt das Herz etwa das gesamte Blutvolumen des Körpers durch den Kreislauf. Das sind ca. 5 Liter.
- Diastole, die Entspannungsphase des Herzens ist länger = Regenerationsphase des Herzens

Ziel der Herz-Übung: Entspannungsphase des Herzens zu verlängern

Herz-Übung bei Patienten mit Bluthochdruck:

- Verengung der Blutgefäße, Herz muss mehr arbeiten, Druck ausüben (Systole > 200 →große Anspannung)
- Lernen das Herzrasen zu kontrollieren
- Erlernen der Wahrnehmung des eigenen Herzens
  →Warnsignal bei bevorstehendem Herzinfarkt (es wird häufig zu spät oder gar nicht bemerkt)[4]

Positives Wahrnehmen des Herzschlags

- Wie zuverlässig das Herz schlägt, beruhigende Wirkung auf Körper und Seele
- Beim Joggen, beim Verliebtsein
- Positive Wirkung bei Bluthochdruck, besonders bei funktionellem Bluthochdruck, der bei (emotionalem) Stress entsteht[22]

Hauptteil

Einführung der Herz-Übung

Kontraindikation: Hypochondrie

- Wann spüren Sie ihr Herz? (z.b. beim Laufen, bei Anstrengungen, bei körperlicher Erregung)
- Das Herz reagiert oft auf etwas, was schon im Kopf passiert, z.B. psychische Belastung.

Entwicklung eines Sinnbilds oder eines Gedichts für die Herz-Übung

z.b. Liebe, Vorstellung des kräftigen Herzschlages, Kind im Arm wiegen oder Ebbe/ Flut u.a.)

- Innenschau durch die Übung anregen
- Wenn nicht spürbar →Hand auf den Brustkorb an die Stelle des Herzens legen, Ellenbogen mit Kissen abstützen

Durchführung der Herz-Übung (Schwere/ Wärme/ Herz)

- erste Verkürzungen sind möglich und sollten erklärt werden, wie „Arme angenehm schwer", bereits geübte Formeln nur noch 2 x wiederholen

Übung mit neuer Formel: Ruhetönung

> *„Arme angenehm schwer" (2x)*
> *„Beine angenehm schwer" (2x)*
> *„Arme angenehm warm" (2x)*
> *„Beine angenehm warm" (2x)*
> *„Herz schlägt ruhig und kräftig/gleichmäßig" (3x)*

Rücknahme

Abschluss

Feedbackrunde

- Beim Üben zuhause, wenn Herz-Übung unangenehm →Wechsel zu anderer Übung und AT positiv beenden

Kurseinheit 4: Atem- Übung

Einstieg

Rückmeldung zum Verlauf des Übens

- Rückmeldungen und ev. auftretende Probleme besprechen - Motivation zum Dranbleiben

Informationsteil

Physiologie der Atmung

- Zwerchfell größter Atemmuskel
- Zwerchfell und einige Hilfsmuskeln sorgen unter Anspannung für das Befüllen der Lungen mit Sauerstoff beim Einatmen
- Die Ausatmung geschieht passiv
- Phasen: 1 Einatmen, 2 Ausatmen, 3 Pause (Entspannung in Phase 2 und 3)
- „Haben Sie schon einmal Ihre Partnerin/Ihren Partner oder Ihr Kind bzw. Ihre Kinder beim Schlafen beobachtet?"
- die Atmung ist ruhiger und tiefer und die Ausatmung ist länger

Funktion der Atmung

- Sauerstoffversorgung des Körpers (wird durch AT gefördert)
- ungesund: hektisch, flache Atmung bei Anspannung

Für Asthmatiker, psychogenes Asthma

- Seelische Verspannung lässt Atmung verkrampfen
- Bronchien verkrampfen sich
- Luftnot-Gefühl
- Durch AT lernen die Bronchien zu entspannen[4]

Hauptteil

Einführung der Atem-Übung

- Atmung geschieht unwillkürlich, autonom, kann aber auch willkürlich beeinflusst werden
- Beim AT keine willkürliche Beeinflussung der Atmung/ andere Erfahrung mit Atem-Übung sammeln

Durchführung der Atem-Übung (Schwere/ Wärme/ Herz/ Atmung)

- Vorstellungsbild (Schaukelstuhl mit Kind im Arm, in einem Boot auf Wellen treiben, ein Baum im Wind zu sein)

Übung mit neuer Formel: Ruhetönung

„Arme/Beine angenehm schwer" (2x)
„Arme/ Beine angenehm warm" (2x)
„(Das/Mein) Herz schlägt ruhig und gleichmäßig" (2x)
„Es atmet mich" wahlweise „Atmung ganz ruhig" (3x)

Rücknahme

Abschluss

Feedbackrunde

- Probleme bei Teilnehmenden, die nicht tauchen können, kann auch wahlweise die Formel: „Atmung gleichgültig" genutzt werden
- Verschiedene Erfahrung mit Atmung besprechen, v.a. wenn Atemtechniken bereits erlernt wurden. Hier ist wichtig, dass eine klare Abgrenzung erfolgt. Beim AT wird nicht aktiv in die Atmung eingegriffen.
- Zwischenbilanz, was gelingt und was nicht
- häusliches Üben besprechen

Kurseinheit 5: Sonnengeflecht- Übung

Einstieg

Rückmeldung zum Verlauf des Übens

- Inhaltliche Fragen, aufgetretene Störungen, Probleme beim Üben, Motivationsprobleme, Erfolgsbericht

Informationsteil

Einführung der Sonnengeflecht-Übung

- Sonnengeflecht ist ein großes Nervengeflecht (die Größe einer Kinderhand)
- Nervenstränge sind mit allen Organen im Bauchraum verbunden
- Meist negative Assoziation mit inneren Organen, da meist nur dann bemerkbar: „Es liegt mir schwer im Magen", „Mir kommt die Galle hoch"
- Hand auf den Bauch legen, so dass der kleine Finger am Nabel, der Daumen am Ende des Brustbeins
- Hinter dem Magen liegt das Sonnengeflecht

Erklärung

- Bei Entspannung arbeiten die Organe normal. Es kommt somit u.a. zur Darmtätigkeit. Magen- und Darmgeräusche können ein positives Zeichen dafür sein, dass ein Entspannungszustand erreicht ist.
- Bei Entspannung der Magenwände ist die Magensäureproduktion im Gleichgewicht. Einer Über- aber auch Unterproduktion wird entgegengewirkt.

Bei Stress und Anspannung:

- Es wird entweder zu viel Magensäure gebildet. Dann ist der Schutz der Magenschleimhaut nicht mehr gewährleistet – der Magen übersäuert.
- Oder es wird zu wenig Magensäure gebildet, wenn durch die Ausschüttung der Stresshormone die Tätigkeiten im Verdauungstrakt heruntergefahren werden.
- Die inneren Organe können nicht richtig arbeiten. Folgen daraus können Obstipation oder bei Überreaktion Diarrhoe (z.B. vor Prüfungen) sein.[4]

Ziel

- Förderung der positiven, natürlichen Funktion der Organe (Verdauung, Schmerzfreiheit)
- Es geht nicht darum die Organe warm werden zu lassen, sondern ein Sinnbild zu haben, für „einströmende Wärme". (ein Bild für die sich öffnenden Gefäße und die vermehrte Durchblutung der Organe bei Entspannung)

Formelerklärung

- „Sonnengeflecht angenehm, strömend warm"
- Vorstellungsbild entwickeln: z.B. Wärmflasche, wärmende Hände, Sonne scheint mir auf den Bauch
- **Achtung: keine enge Kleidung**
- Ruhig Hände auf den Bauch legen, Kissen oder Decke unter den Arm bis auf Bauchhöhe

Hauptteil

Durchführung der Sonnengeflecht-Übung (Schwere/ Wärme/ Herz/ Atmung/ Sonnengeflecht)

Übung mit neuer Formel: Ruhetönung

„Arme/ Beine angenehm schwer" (2x)
„Arme/ Beine angenehm warm" (2x)
„(Das/Mein) Herz schlägt ruhig und kräftig (2x)
„Es atmet mich" wahlweise „Atmung ganz ruhig" (2x)
„Sonnengeflecht angenehm, strömend warm" (3x)

Rücknahme

Abschluss

Feedbackrunde

- Jeder der möchte
- Motivation zum Üben zuhause

Kurseinheit 6: Stirn- Übung

Einstieg

Rückmeldung zum Verlauf des Übens

- Rückmeldungen und ev. auftretende Probleme besprechen - Motivation zum Dranbleiben

Informationsteil

Einführung der Kopf- bzw. Stirn-Übung Erklärung

- Prof. Dr. med. J. H. Schultz erfuhr aus seinen Befragungen, dass Entspannung ganz viel mit Wärme zu tun hat
- Der Kopf allein wurde jedoch als kühl beschrieben
- Sprichworte: „einen kühlen/klaren Kopf bewahren", dazu im Gegensatz: „Du Hitzkopf" - Eine kühle Kompresse auf dem Kopf ist bei Kopfschmerzen häufig angenehm.
- Diese Übung soll verhindern, dass die erwünschte Gefäßerweiterung auch am Kopf bzw. an der Stirn stattfindet
- Die Gefäßerweiterung an der Stirn erfolgt glücklicherweise physiologisch verspätet
- An der Stirn sind mengenmäßig mehr Kälterezeptoren als auf dem Rest der Haut
- Somit führt dies zu relativer Kälte, da der restliche Körper wärmer ist[4]

Ziel/ Zweck

- Gefäßverengung zur Vorbeugung von Schlappheit und Mattigkeit
- Sich frisch fühlen, die Kontrolle behalten, fit für die Aktivitäten nach dem AT

Bei Kopfschmerzen

- Durch Gefäßregulationsstörung kommt es zu Kopfschmerz, auch Migräne. Durch AT ist ein Ausgleich möglich.
- Die Kühle ist eine relative Kühle, jedoch sollten Teilnehmende mit Anfälligkeit für Kopfschmerzen das Wort „kühl" aus der Formel weglassen
- Besser: „(Der/Mein) Kopf (ist) frei und klar."
- Wenn AT zum Einschlafen genutzt wird, kann o.g. Formel ebenfalls genutzt werden.

Keine Kühle vorstellen vorm Einschlafen!

- Ansonsten Formel: „(Die/Meine) Stirn (ist) angenehm kühl." [4]

Hauptteil

Durchführung der Stirn-Übung (Schwere/ Wärme/ Herz/ Atmung/ Sonnengeflecht/ Stirn)

- Sinnbild: z.B. angenehmer Lufthauch im Sommer

Übung mit neuer Formel: Ruhetönung

> *„Arme angenehm schwer" (2x)*
> *„Beine angenehm schwer" (2x)*
> *„Arme angenehm warm" (2x)*
> *„Beine angenehm warm" (2x)*
> *„(Das/Mein) Herz schlägt ruhig und gleichmäßig" (2x)*
> *„Atmung ganz ruhig" (2x)*
> *„Sonnengeflecht angenehm, strömend warm" (2x)*
> *„(Die/Meine) Stirn (ist) angenehm kühl."*

Rücknahme

Abschluss

Feedbackrunde

- Reflexion der Übungserfahrung, Feedback durch die Gruppe, ggf. von anderen lernen
- Motivation zum Üben, Beheben von Problemen, positives Erleben des AT, positives Beenden jedes einzelnen Trainings

Kurseinheit 7: Reflexion/ Übung

Einstieg

Rückmeldung zum Verlauf des Übens

- Besprechen von Schwierigkeiten mit einzelnen Übungen bzw. die Übungen im Alltag einzusetzen
- Erfolge

Informationsteil

Ermutigung zum Weitermachen

- Verschiedene Lernverläufe klären
- man kann immer wieder anfangen
- feste Zeiten finden, für sich und das AT
- ca. 4-6 Monate bis gewinnbringend im Alltag und deutliche Veränderung

Üben bedeutet lernen!

Lerngesetze die beim Autogenen Training wirksam sind

- bedingte Reflexe (klassische Konditionierung)
- operante Konditionierung
- Lernen am Erfolg
- Lernen am Modell
- Orientierungslernen - antizipierte Erwartung von Bedeutung, besonders bei Vorsatzbildung[9]

Lernkurven

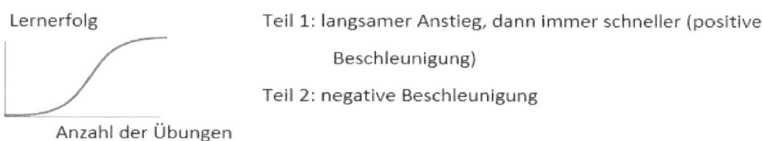

Abbildung 3 Grafische Darstellung der klassischen s-förmigen Lernkurve in Anlehnung an Dr. med. B. Hoffmann (Hoffmann, 2017, S. 49)

Einfluss auf die Lernkurve haben Intelligenz, Motivation, (z.B. mittelstarkes Leiden und Einsicht der Handlungsnotwendigkeit wären optimal).

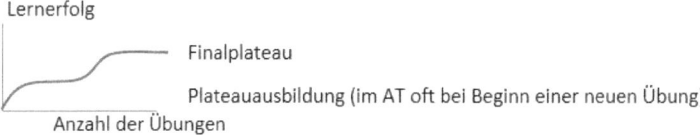

Abbildung 4 Grafische Darstellung der stufenförmigen Lernkurve in Anlehnung an Dr. med. B. Hoffmann (Hoffmann, 2017, S. 50)

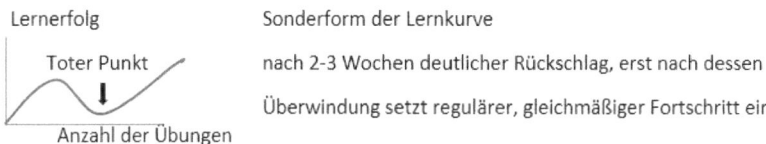

Abbildung 5 Grafische Darstellung der Bajonettkurve nach Prof. Dr. med. J. H. Schultz in Anlehnung an Dr. med. B. Hoffmann (Hoffmann, 2017, S. 51)

Nach Hoffmann überwinden 20 % der Teilnehmenden des AT-Kurses diesen toten Punkt nicht.

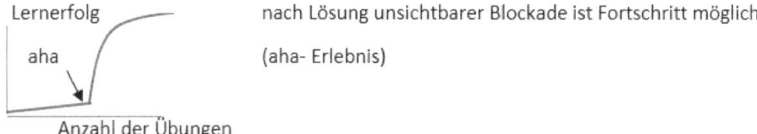

Abbildung 6 Grafische Darstellung des Evidenzknicks in Anlehnung an Dr. med. B. Hoffmann (Hoffmann, 2017, S. 52)

Nach Hoffmann scheinen tendenziell zwanghafte und ängstlich strukturierte Persönlichkeiten von stufenförmigen Lernverläufen besonders betroffen.

8 Thesen des Lernprozesses im AT

1. Alles übende Lernen ist durch anerkannte Lerngesetze beschreibbar.
2. Das AT beschreibt als übendes Verfahren den gleichen Gesetzen.
3. Das Üben des ATs zielt auf die willentliche (intentionale) und kontrollierte Auslösung einer Entspannungsreaktion ab.
4. Eine wichtige Rolle spielen dabei enterozeptive (= körperliche Vorgänge wahrnehmende) Rückkopplungen (feedback).
5. Das AT kann damit als eine Konditionierung psychovegetativer Abläufe (körperlicher Entspannungseffekt) und ihrer Generalisierung in den psychischen Bereich (psychischer Entspannungseffekt) verstanden werden.

6. Die Rückkopplung des Entspannungserlebens führt zu einer Veränderung von Selbstwahrnehmung, Selbsterleben und Kontrollüberzeugungen.
7. Der Körperliche Entspannungseffekt geht dem psychischen voraus. Beide sind in ihrer Intensität abhängig vom Ausmaß des Übens (= Konditionierens).

Neben den etablierten Lerngesetzen kommt beim AT eine Reihe anderer Faktoren hinzu (Beziehung zum AT- Lehrer, Suggestion, Motivation, Intention u.a.), die den eigentlichen Lernprozess jeweils fördern oder erschweren.[10]

Hauptteil

Vorsatzformeln wiederholen und selbstständiges Üben (Schwere/ Wärme/ Herz/ Atmung/ Sonnengeflecht)

- **Übung**: wird selbständig durchgeführt, Übergang zum **autogenen** Training:

Ruhetönung

eigene Formelkürzungen je nach Trainingsstand beim selbständigen Üben

2-3 Minuten vor Schluss, Kopfübung ansagen

Rücknahme

Abschluss

Feedbackrunde

- Reflexion der Übungserfahrung, Feedback durch die Gruppe, ggf. von anderen lernen
- Motivation zum Üben, Beheben von Problemen, positives Erleben des AT, positives Beenden jedes einzelnen Trainings

Kurseinheit 8: Abschied / Transfer in den Alltag

Einstieg

Rückmeldung zum Verlauf des Übens

- Gelingt die Umschaltung?
- Wie lang wird geübt?
- Austausch der Teilnehmenden über Erfolge, Misserfolge und den Umgang
- Weiterentwicklung im AT ansprechen, Vorstellung Mittel- und Oberstufe

Hauptteil

Rückmeldung zum Kurs (Gesamtreflexion)

- Transfer fördern, positives Beenden des Kurses sowie positives Beenden jedes einzelnen Trainings
- von Teilnehmenden vorgegeben, den ganzen Kurs betreffend
- andere Formen der Stressbewältigung nennen
- Austausch über andere Formen der Teilnehmenden
- Ausblick Oberstufe autogenes Training

Selbstständige Durchführung der gesamten Übung (Schwere/ Wärme/ Herz/ Atmung/ Sonnengeflecht)

Abschluss

Feedbackrunde und Verabschiedung

Achtung: Jede Übung des Autogenen Trainings sollte mit einem guten Gefühl enden und so sollte auch der gesamte Kurs einen guten Abschluss mit einem guten Gefühl finden.

Stundenverlaufspläne für den Grundkurs Autogenes Training für KursleiterInnen

I. Kurseinheit 1

Thema: AT und Stress / Schwere-Übung

Phase	Zeit	Thema	Teilziele	Inhalte	Organisations-form
Einstieg	5 min.	Begrüßung/Ablauf des Kurses	Erstes Kennenlernen	• Vorstellen der Teilnehmenden • Zeitlicher Ablauf • Ausgabe Handouts	Vorstellung in der Runde, Vortrag
Informations-Phase	5 min.	Was ist autogenes Training?	Wissen über Entstehung und Wirkungsweise des AT	• Geschichte AT • konzentrative Selbstentspannung	Vortrag
	10 min.	Entstehung von Stress	Unterscheidung zwischen akutem und chronischem Stress	• kurzfristige und langfristige Stressreaktion kennenlernen	Vortrag
Einstimmung	10 min.	Phantasieübung	Zusammenhang von Vorstellung und körperlichen Reaktionen	• Erleben physiologischer Reaktion aufgrund von Vorstellung • Bewusstmachung von Konzentration	Gruppenübung nach Erklärung

Phase	Zeit	Inhalt	Ziel	Methode
		Entspannungs-zustände	Entstehung der einzelnen Übungen, verstehen der Sinnhaftigkeit, Zielbindung	• eigene Entspannungszustände erinnern	Gemeinsames Zusammentragen in der Gruppe
Haupteil	25 min.	Einführung Schwere-Übung	Zusammenhang von Schweregefühl und Entspannung	• Gefühl von Schwere erinnern • Kopplung zwischen Entspannung und Schwere • Zusammenhang mit Schmerzreduktion durch Muskelentspannung	Vortrag und gemeinsames Zusammentragen in der Gruppe (gemischt)
		Formel Schwere-Übung	Schweregefühl anbahnen	• vermehrter Blutfluss in Extremitäten durch Umschaltung auf Entspannung	Vortrag
		Vorstellungsbilder	Verstärkung der physiologischen Reaktion	• eigene Bilder entwickeln (im Wasser, ggf. Badewanne)	Selbstständiges Arbeiten
		Übung	Durchführung erleben, Übung erlernen	• Schwere-Übung • Umgang mit Störungen	Vorsprechen durch KursleiterIn
Abschluss	5 min.	Reflexion der Übungserfahrung, häusliches Üben besprechen	Motivation und Umgang mit Störungen, Erleben durch üben, Bewusstwerden der Umschaltung	• eigenes Erleben besprechen/ Reflexion Feedback durch die Gruppe	Gruppengespräch

II. Kurseinheit 2

Thema: Wärme- Übung

Phase	Zeit	Thema	Teilziele	Inhalte	Organisations- form
Einstieg	5 min.	Rückmeldung, Probleme besprechen	Übungsmotivation stärken	• Erfahrungsaustausch	Gruppengespräch
Informations- Phase	30 min.	Wirkungsweise des autonomen Nervensystems	Verständnis für physiologische Vorgänge eigene Anspannungs- zustände erkennen Folgen von Dauerstress	• Sympathikus und Parasympathikus als Antagonisten • kurz- und langfristige (physiologische und psychologische) Folgen von Stress	Vortrag Erfahrungsaustausch unter den Gruppenteilnehmenden
Hauptteil	15 min.	Einführung und Durchführung der Wärme- Übung	Kopplung des Gefühls der Wärme mit der Entspannung	• Vorstellungsbilder Wärme • Formel nennen • Durchführung der Übung (Schwere/ Wärme)	Eigenständiges Arbeiten Vorsprechen der Formel durch KursleiterIn

Abschluss	10min.	Reflexion der Übungs-erfahrung	Gute Erfahrungen stärken, Störungen aufdecken und Lösungsmöglichkeiten finden	• Rückmelderunde • Erfahrungen der Gruppenteilnehmenden	Gruppengespräch, Moderation durch KursleiterIn
		Sinnhaftigkeit der Formel besprechen	Formel verinnerlichen, Autonomie entdecken, Aufmerksamkeit nach innen lenken	• über Umwege Einfluss auf das autonome Nervensystem nehmen • Monotonie für Entspannung • körperliche Veränderung	Vortrag

28

III. Kurseinheit 3

Thema: Herz- Übung

Phase	Zeit	Thema	Teilziele	Inhalte	Organisations- form
Einstieg	5 min.	Rückmeldung, Erfolg und Probleme besprechen	Übungsmotivation stärken	Erfahrungsaustausch	Gruppengespräch
Informations- Phase	20 min.	Funktion des Herzens	Indikation und Kontraindikation klären Selbstständige Regulierung	• Funktionsweise des Herzens • Herz-Übung bei Bluthochdruck • positiver Einfluss von AT nach Herzinfarkt • positives Wahrnehmen des Herzens	Vortrag
Hauptteil	20 min.	Einführung Herz-Übung	Herzschlag „spüren" / vorstellen	• Übungen, um Herzschlag zu spüren (Hand auf Brustkorb legen) • sich das Herz innerlich vorstellen • Sinnbild entwickeln	Gruppengespräch Selbstständiges Arbeiten

29

Abschluss	15 min.	Durchführung Herz-Übung	Übung erleben / erlernen	• Durchführung der Übung (Schwere/ Wärme/Herz)	Vorsprechen durch KursleiterIn
		Reflexion der Übungserfahrung	Motivation zum Üben\nBeheben von Problemen\npositives Erleben des AT	• eigenes Erleben besprechen/ Reflexion\n• Feedback durch die Gruppe	Gruppengespräch

30

IV. Kurseinheit 4

Thema: Atem- Übung

Phase	Zeit	Thema	Teilziele	Inhalte	Organisationsform
Einstieg	5 min.	Rückmeldung, Erfolg und Probleme besprechen	Übungsmotivation stärken	Erfahrungsaustausch	Gruppengespräch
Informations- Phase	20 min.	Atmung als unwillkürlicher Prozess, der willentlich beeinflussbar ist. Physiologie der Atmung	Richtung der Aufmerksamkeit auf die Atmung, Atmung geschehen lassen, als autonomen Prozess beobachten	• Physiologie der Atmung • psychogenes Asthma • Einfluss der Übung auf die Atmung • eigene Erfahrungen der Teilnehmenden sammeln, auch Vorerfahrungen mit Atemtechniken, Unterscheidung zum passiven Beobachten beim AT	Vortrag Gruppengespräch

Hauptteil	20 min.	Ein- und Durchführung Atem- Übung	Selbstberuhigung durch Beobachtung eines autonomen Prozesses Generalisierung anbahnen durch zunehmende Anzahl der Übungen zunehmende Richtung auf inneren Prozess	• Vorstellungsbilder für Atmung (z.B. Schaukel) • Durchführung der Übung (Schwere/ Wärme/ Herz/ Atmung)	Eigenständiges Arbeiten Vorsprechen durch KursleiterIn
Abschluss	15 min.	Reflexion der Übungserfahrung und häusliches Üben besprechen	Motivation zum Üben Umgang mit Störungen Beheben von Problemen Verstärkung positiver Erfahrung	• eigenes Erleben besprechen/ • Reflexion • Feedback durch die Gruppe • von anderen lernen	Gruppengespräch

V. Kurseinheit 5

Thema: Sonnengeflecht

Phase	Zeit	Thema	Teilziele	Inhalte	Organisations-form
Einstieg	15 min.	Rückmeldung, Erfolg und Probleme besprechen	Übungsmotivation stärken eventuell Korrektur bei Bedarf	Erfahrungsaustausch	Gruppengespräch
Informations-Phase	20 min.	Sonnengeflecht als großes Nervengeflecht mit Innervierung aller Organe im Bauchraum	Zusammenhang erkennen von Stress und Magen- bzw. Darmproblemen Entwickeln der Vorstellung von der Wirkung des Sonnengeflechts auf innere Organe Förderung positiver, natürlicher Funktion der Organe	• Arbeit der Organe bei Anspannung und Entspannung • Beispiele dafür • Erfahrungen der Teil-nehmenden sammeln, ggf. Teilnehmende mit Magen-bzw. Darmproblemen	Vortrag Gruppengespräch

Hauptteil	15 min.	Durchführung der Sonnengeflecht-Übung	Selbstberuhigung durch Beobachtung eines autonomen Prozesses	• Durchführung der Übung (Schwere/Wärme /Herz/ Atmung/Sonnengeflecht)	Vorsprechen durch Kursleiterin
Abschluss	10 min.	Reflexion der Übungserfahrung und häusliches Üben besprechen	Motivation zum Üben Umgang mit Störungen Beheben von Problemen Verstärkung positiver Erfahrungen	• eigenes Erleben besprechen/ Reflexion • Feedback durch die Gruppe • von anderen lernen	Gruppengespräch

34

VI. Kurseinheit 6

Thema: Stirn-Übung

Phase	Zeit	Thema	Teilziele	Inhalte	Organisationsform
Einstieg	10 min.	Rückmeldung, Probleme besprechen Erfolge verstärken	Übungsmotivation stärken	Erfahrungsaustausch	Gruppengespräch
Informations-Phase	15 min.	Kühle statt Wärme	Relative Kühle, Gefäßverengung zur Vorbeugung von Mattigkeit, Kontrolle behalten, fit für Aktivitäten nach AT sein	• Kälterezeptoren auf der Stirn • relative Kühle • Besonderheiten für Teilnehmende mit Kopfschmerzen • Verhinderung der Gefäßerweiterung am Kopf • Besonderheiten beim AT vorm Einschlafen	Vortrag

Hauptteil	25 min.	Durchführung Stirn- Übung	Vorstellungsbild entwickeln	• Erfahrungen mit kühler Stirn sammeln (z.B. leichter Zugluft)	Eigenständiges Arbeiten
			Entspannung durch Übung erleben / erlernen	• Durchführung der gesamten Übung (Schwere/ Wärme/Herz/ Atmung/ Sonnengeflecht/ Stirn)	Vorsprechen durch KursleiterIn
Abschluss	10 min.	Reflexion der Übungserfahrung	Motivation zum Üben, Beheben von Problemen positives Erleben des AT positives Beenden jedes einzelnen Trainings	• eigenes Erleben besprechen/ Reflexion • Feedback durch die Gruppe • von anderen lernen	Gruppengespräch

36

VII. Kurseinheit 7

Thema: Reflexion/ Übung

Phase	Zeit	Thema	Teilziele	Inhalte	Organisationsform
Einstieg	10 min.	Rückmeldung Probleme besprechen Erfolge verstärken	Lernen von anderen Übungsmotivation stärken	Erfahrungsaustausch	Gruppengespräch
Informations-Phase	15 min.	Lernverlauf/ Lernfortschritt	Geduld beim Lernen Üben auch bei Schwierigkeiten beibehalten	• verschiedene Lernverläufe (s- förmige Lernkurve, stufenförmige Lernkurve mit Plateaubildung, Evidenzknick) • Fragen klären, warum es nicht funktioniert haben könnte (verschiedene Beispiele) • Dauer von 4-6 Monaten bis AT gewinnbringend im Alltag ist	Vortrag Gruppengespräch gegenseitiger Austausch

Hauptteil	20 min.	<u>Übung autosuggestiv durchführen</u>	Beim alleinigen Üben in der Gruppensituation Probleme, Gefühle, Wahrnehmungen bemerken und unmittelbar in den Austausch bringen Loslösen von Heterosuggestion	• alleiniges, autosuggestives Üben aller 6 Grundübungen (Schwere/ Wärme/Herz/ Atmung/ Sonnengeflecht/ Stirn)	Selbstständiges Arbeiten
Abschluss	15 min.	<u>Reflexion der Übungserfahrung</u>	Motivation zum Üben Beheben von Problemen positives Erleben des autogenen Trainings und positives Beenden jedes einzelnen Trainings	• eigenes Erleben besprechen/ Reflexion • Feedback durch die Gruppe	Gruppengespräch

VIII. Kurseinheit 8

Thema: Abschied/Transfer

Phase	Zeit	Thema	Teilziele	Inhalte	Organisations- form
Einstieg	5 min.	<u>Rückmeldung, Erfolg und Probleme besprechen</u>	Übungsmotivation stärken	Erfahrungsaustausch	Gruppengespräch
Hauptteil	20 min.	<u>Offene Fragen klären</u> <u>Rückmeldung zum Kurs</u> <u>Gesamtreflexion</u>	Transfer fördern positives Beenden des Kurses sowie positives Beenden jedes einzelnen Trainings	• von Teilnehmenden vorgegeben, den ganzen Kurs betreffend • andere Formen der Stressbewältigung nennen • Austausch über andere Formen der Teilnehmenden • Ausblick Oberstufe autogenes Training	Vortrag Gruppengespräch

	20 min.	Übung autosuggestiv durchführen	beim alleinigen Üben in der Gruppensituation, Probleme, Gefühle, Wahrnehmungen bemerken und unmittelbar in den Austausch bringen	• alleiniges, autosuggestives Üben aller 6 Grundübungen (Schwere/Wärme/Herz/ Atmung/Sonnengeflecht/Stirn)	Selbstständiges Arbeiten
			Loslösen von Heterosuggestion		
Abschluss	15 min.	Reflexion der Übungserfahrung, Verabschiedung	Positives Beenden des Kurses	• eigenes Erleben besprechen/ Reflexion	Gruppengespräch
			gute Erinnerungen	• Feedback durch die Gruppe	
			Steigerung der Motivation		
			AT dauerhaft in den Alltag zu implementieren		

Wissenswertes für die Kursleitung

I. Von der Hypnose zum Autogenen Training

80 – 90 % aller Menschen sind laut Hoffmann hypnotisierbar, aber nur 15 % erreichen tieferen Grad Unterscheidung nach folgenden Stufen:

Somnolenz - am nächsten am AT: (völlige Entspannung, Ruhegefühl, Passivität der Teilnehmenden

Kataleptisches Stadium - Erreichung bei tiefer konzentrativer Entspannung im AT möglich: zunehmende Schläfrigkeit, zunehmende Entspannung der Muskulatur – kann bei tiefer konzentrativer Entspannung im AT erreicht werden.

Somnambules Stadium - Vorläufer der Vorsatzbildung beim AT: tiefster Grad, Verhalten wie im Schlaf, posthypnotische Aufträge möglich, auf Aufforderung des Hypnotiseurs verhalten wie wacher Mensch ohne Außenweltbewusstsein [11]

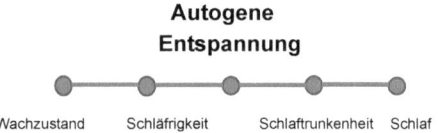

Abbildung 7 Darstellung des autogenen Zustandes (nach Jus und Jus) in Anlehnung an Dr. med. B. Hoffmann (Hoffmann, 2012)

→1920 Bericht von Prof. Dr. med. J. H. Schultz über „Schichtenbildung im hypnotischen Selbstbeobachten"

→Viele optische Erscheinungen

→Bericht von seinen Versuchspersonen in Hypnose von Gefühl behaglicher und wohliger Ruhe und Geborgenheit

→Körper fühlt sich schwer an (gleichdeutend mit Muskelentspannung) erfüllt von Wärmeströmung (Entspannung bzw. Erweiterung der Blutgefäße)

Diese muskulärvegetative Entspannung befähigt zum „spezifisch suggestiven Umschalten" = heutiger Begriff der Entspannungsreaktion für psychophysisches Gesamtgeschehen der Umschaltung[12]

II. Bedeutungen von AT

- Als Vorgang des „Sichumstellens" im Ablauf der Einzelübung (die konzentrative Selbstentspannung)
- Der erreichte Entspannungszustand (Formel: „Ich bin ganz ruhig.")
- Der sich über Monate hinziehende Gesamtvorgang
- Die Verfügbarkeit über AT-Entspannung als Dauermöglichkeit (z.b. gegen Errötungsfurcht)[13]

Regression im AT

Ist eine „produktive Regression" nach Hoffmann, 2012.

- selbstbestimmte Entscheidung der Tiefe der Regression, der Dauer des Zustandes und wozu dieser Zustand dienen soll, möglich
- fördert menschliche Entfaltungsmöglichkeiten[14]

Generalisation und Transfer

Stimulus-Generalisation: Bei Erweiterung bzw. Verschiebung also Verallgemeinerung der Reizquelle wird dieselbe Reaktion beibehalten

2 Arten:

1. Erweiterung der Reaktionsbreite bei gleichem auslösendem Moment - während der Übung – Ein Arm wird schwer, weitere Extremitäten folgen
2. Transfer, d.h. Übertragung von Verhaltensweisen auf andere Situationen (nicht nur für Dauer der Übung, z.B. 1 Wo. nach AT-Sitzung berichtet Teilnehmende von weniger Verkrampfung bzw. Schmerz im Rücken) [15]

Die Suggestion

Für AT von Bedeutung:

- Die von der Kursleitung angewandte Fremdsuggestion (unbewusst für Teilnehmende)
- Autosuggestion (vom Teilnehmenden bewusst angewandte Form im konzentrativen Vorgang beim AT)

Suggestionen finden als zwischenmenschliches Phänomen statt, auch unbeabsichtigt und unvorhergesehen.

> *Mit AT lässt sich neue Haltung gegenüber Meinungsmanipulation erzielen. „Der Manipulation entgeht man nur, wenn man mit Suggestionen umzugehen weiß." (Hoffmann, 2012, S. 135)*

3 Stufen des Ablaufes

- Vorstellung einer Veränderung
- Prozess der Verwirklichung, der für augenblickliches ICH unbewusst bleibt
- Hervortreten der Veränderung, die erwartet wurde

3 Stufen der Einteilung

- Stadium der Akzeptanz (Annahme) -*vorsprachlich*
- Stadium der Suggestion (sub- gerere = ein- oder unterschieben) - KursleiterIn beschreibt vegetative Veränderung, die sich beim Teilnehmenden automatisch einstellt und umgekehrtes Widerspiegeln der Summe aller Teilnehmenden bei KursleiterIn
- Stadium des Effekts (Auswirkung) [16]

Suggestion wird zur Autosuggestion

- Suggestion entspricht dem, wenn man von Einbildung redet, bei Beschwerden, wenn keine organische Ursache zu finden (und Arzt mit seinem Latein am Ende) ist
- Hingegen absichtliches Bilden eines Bildes (Imagination, imago=Bild) (im AT abgewandte bewusste, überlegte Autosuggestion) führt zu Zufriedenheit, Ausgeglichenheit und Entspannung, (z.B. Vorstellung von Anschauungsbild von Wärme) und aus dem Bilde wird Realität (oft induzierte Erwartung bei den Teilnehmenden ist suggestiv wirksam)
- Suggestibilität: Geneigtheit, Bereitschaft Suggestionen anzunehmen; kann zu Beginn des AT verändert werden durch „atmosphärische Einflüsse", wie Anzahl der Teilnehmenden, das Äußere des Übungsraumes, die Wartezeit u.ä.; mitbestimmt vor Erwartung der Teilnehmenden an KursleiterIn (Glaube, Prestige, Autorität der Kursleitung)
- Wenn von Kursleitung „Beeinflussung" erwartet, kann Umschaltung auf Eigenaktivität umso schwieriger werden (z.B. vom Arzt vorgeschlagen AT zu machen)
- Wenn AT-Teilnahme aus eigener Motivation kann Suggestibilität höher sein
- Indirekte Erhöhung der Suggestibilität (z.B. Meinung eines Bekannten über AT) meist wesentlich höher als direkte (vom Arzt)
- KursleiterIn muss eigene Überzeugung ganz rational und konkret belegen, einleitende Besprechung zum AT kann bestimmend für ganzen Verlauf sein (z.B. *„Treffen Sie nicht sofort eine Entscheidung, lassen Sie es sich in aller Ruhe durch den Kopf gehen und sprechen Sie mit Bekannten. Vielleicht treffen Sie Menschen, die AT kennen und daraus Nutzen gezogen haben.")*

Suggestivfragen bei der Einleitung des AT

- „Haben Sie Schmerzen?" (passive Suggestivfrage)
- „Registrieren Sie, wo bei Ihnen die Wärme zu spüren ist?" (statt „ Spüren Sie … .?")

Rücksichtnahme der Kursleitung beim Teilnehmenden auf

- Besondere Schwierigkeiten, Erwartungen, Befürchtungen, heimliche und offene Wünsche, Bestrebungen, Intelligenzgrad, Vorstellungsvermögen, den „ganzen Lebensstil", ethische Prinzipien (dürfen diesen nicht widersprechen)[17]

III. Die Rolle der Sprache beim AT

- Schonstimme (erweichte Einsätze, leichte Schwellklänge, niedriger muskulärer Tonus, gleichmäßig ruhig, wenig frequente Atmung, Vorherrschen des vokalischen Elements)
- Kraftstimme beim Zurücknehmen (Aufforderung: „Arme fest! Tief atmen! Augen auf!") und bei einigen Formeln
- Hinter jeder sachlichen Mitteilung steht die Persönlichkeit der Kursleitung; hinter jeder seiner Erklärungen und Erläuterungen steht unausgesprochen seine Weltanschauung
- Fachausdrücke meiden; im aktiven Teil ganz darauf verzichten
- Von Leistungssprache - Spannung, Wille, Zielstrebigkeit - zur Sprache der Entspannung - „geschehen lassen" bis „es sich einstellt"; besser: "Es atmet mich."
- Es-Formel besser als Ich-Formel: nimmt Willen, Zwang, Spannung, Handlung (Passivierung)

  Anmerkung der Autorin: Nicht alle Teilnehmenden kommen mit der Formel: „Es atmet mich" gut zurecht. In Abwägung, dass das AT immer positive empfunden werden soll, ist die Formulierung „Atmung ganz ruhig" möglich.

- Mit Wiederholung ist eine Rhythmisierung verbunden.
- Monoton-rhythmische Sprechweise = Hirnsprache.[18]

IV. Die Körperhaltung

- Ausführung im Liegen, Sitzen und sogar im Stehen möglich
- Lockerer Sitz der Kleidung, ggf. Schuhe aus, Gürtel lockern, Knopf öffnen

Üben im Liegen:

- Rückenlage, Arme leicht angewinkelt, Beine leicht gespreizt, die Fußspitzen fallen zur Seite (bei Anspannung wären die Fußspitzen noch oben)
- Vorheriges Durchstrecken erleichtert das Auffinden einer entspannten Lage
- Kopf liegt je nach Vorliebe höher oder tiefer (ein, zwei oder kein Kissen möglich)
- Bewusstwerden alles Sinne des Körpers und die Sicht von sich selbst, liegend mit dem „inneren Auge" am besten möglich

Üben im angelehnten Sitzen:

- Eher für Anfänger geeignet

- Sessel mit Lehne wäre vorteilhaft
- Etwas Hochlagern der Füße oder Ruhen der Füße auf ganzer Sohle
- Wenn möglich Unterarme auf Lehne ruhen lassen
- Alternativ Stuhl an Wand schieben, sodass Kopf leicht nach hinten weiter gebeugt an der Wand lehnt oder Gesäß weit nach hinten, Rumpf ist steil und Kopf fällt entspannt nach vorn

Üben in Droschkenkutscherhaltung:

- Einschlafen in dieser Position führt zum unweigerlichen Umfallen
- Geht auf 20er Jahre der Berliner Droschkenkutscher zurück
- Sitzen auf der vorderen Hälfte eines Stuhls (wie auf schmalem Kutschbock)
- **Wichtig!** Volles Aufstützen der Beine auf den Fußsohlen, Kniewinkel ca. 90 Grad, Oberschenkel leicht geöffnet (sind die Füße zu weit vorn, spannen sich die Fußheber an; sind sie zu weit hinten, ist der Wadenmuskel gedenkt)
- **Richtige Rumpflage finden:** Arme seitlich am Oberkörper herunterhängen lassen, tief Luft holen, Oberkörper und Nacken strecken und beim Ausatmen in sich zusammenfallen (Rumpf und Kopf befinden sich dann im labilen Gleichgewicht)
- **Herausfinden des Schwebepunktes:** abwechselndes Fallenlassen des zusammengefallenen Körpers nach vorn und hinten bis man im mittleren Schwebezustand verbleibt
- Erst dann Hände locker auf den Oberschenkel legen
- Die Wirbelsäule (Nacken-, Rücken-, Lendenteil) ist entspannt, Kopf, Schultern und Rücken werden passiv gedehnt (hängen im Bandapparat)
- **Vorteil:** man ist unabhängig von Sessel oder Stuhl (Stein, Koffer, Hocker, Treppenstufe reicht)
- **Nachteil:** eine Restspannung im Kreuz ist nicht zu vermeiden, sonst verliert man das Gleichgewicht
- Bei psychomotorischen Spannungszuständen sollte lieber mit angelehntem Kopf oder im Liegen geübt werden (da beim Dehnen der Muskeln Schmerzen auftreten können, die unwillkürlich zu einer Schon – und Fehlhaltung führt)
- Häufige Fehler: Rumpf hängt zu weit nach vorn, und leichter Handstütz auf die Oberschenkel
- Abstützen vermeiden: durch ablegen der Hände mit der Kleinfingerkante auf dem Oberschenkel, ruhen Unterarme völlig frei auf dem Oberschenkel[19]

Beispiele für Formeln

Umgang mit Störungen von innen und außen:

- „Gedanken und Geräusche ganz gleichgültig" oder „Geräusche von außen sind null und nichtig" oder „Geräusche von außen vertiefen meine Entspannung" (wenn Geräusche noch stören: Maßstab für Fortschritt, Erwartungsspannung)
- „Gedanken kommen und gehen, ich lass sie ziehen"

- Ruhetönung: „Ich bin ganz ruhig" oder „Ruhe kommt von selbst" (bei Unruhe und Zwiespalt im Kopf) [20]

Schulter-Nacken- Entspannung wird von Prof. Dr. med. J. H. Schultz als Teilentspannung empfohlen:

- Entspannung der Schulter und Nackens als Teilentspannung empfohlen
- Hohe Wirksamkeit
- Kann gut in Gesamtübung mit aufgenommen werden, zwischen Organübungen und Stirn-Übung
- Generalisierungseffekt.

  Übung: Eiswürfel auf den Unterarm legen. An der Stelle, wo der Eiswürfel die Haut berührt, wird es kalt. Dann den Eiswürfel in den Nacken legen. In der Folge stehen die „Haare zu Berge" – Es entsteht eine allgemeine Kälte, die sich über den Körper ausbreitet.

- „Getragenwerden-Reflex" bei Tieren

Formel: Schulter-Nacken ganz warm/ ganz weich[21]

V. Weitere interessante Informationen

- Tee bzw. Kaffee wirken gegen Autogenes Training
- Psychopharmaka mindern AT
- Muskelkater wird günstig beeinflusst
- Krampflösende Effekte
- Die Übungsdauer sollte immer angenehm sein, sonst sachte Rücknahme

→Teilrücknahme ist durch leichtes Bewegen möglich.

- „Störfelder" nicht weiter beachten, absichtsloses Geschehenlassen, Schwäche zulassen und auf das nächste Üben vertrauen
- Somatische Erinnerungsbeschwerden am Anfang möglich

→Beispiel: 6 Wochen zuvor Gibsarm, Assoziation Ruhigstellung und Schmerz

Durch das Erleben von Ruhe kann Schmerz erinnert und erlebt werden

→Durch Aussprechen der Emotion, des Affekts geschieht Bewusstmachung und dadurch ist Distanzierung möglich[4]

Handout Grundkurs Autogenes Training

Autogenes Training

Autogenes Training ist ein Entspannungsverfahren. Es ermöglicht eine vertiefte Erholung in kurzer Zeit, durch konzentrative Selbstentspannung. Sie wurde von J.H. Schultz in den 20iger Jahren entwickelt.

Die mit dem autogenen Training erzielte Entspannung kann neben Erholung auch zu

- Selbstruhigstellung (durch Resonanzdämpfung der Affekte)
- Selbstregulierung sonst „unwillkürlicher" Körperfunktionen
- Leistungssteigerung
- Schmerzabstellung
- Selbstbestimmung (durch formelhafte Vorsätze)
- Selbstkritik und Selbstkontrolle (durch Innenschau) führen.

Das gesunde Leben erstreckt sich zwischen den Polen Anspannung und Entspannung.

Es gibt unterschiedliche Ursachen für das Erleben von Stress, wie kritische Lebensereignisse, Arbeitsbelastungen, Alltagsbelastungen. Während die akute Stressreaktion hilft, besondere Belastungen gut zu meistern, indem der Körper auf den „Stressor" bestmöglich reagieren kann, können eben diese Mechanismen dauerhaft zu schweren Beeinträchtigungen führen.

Bei Dauerstress ist es häufig nicht möglich „abzuschalten". Eine Erholung ist nur noch schwer möglich. Entspannung ist nur schwer willentlich herbeizuführen. Ein bekanntes Beispiel ist der Schlaf, der nicht zu erzwingen geht. Diese Umschaltung von dem System der Leistungsbereitschaft, auf das erholende zur Regeneration ausgerichtete System spielt eine zentrale Rolle im autogenen Training. Erreicht wird dies durch Formel, die zunächst vorgesprochen werden und später selbst im Inneren gesprochen werden.

Akute Stressreaktion	Langfristige Stressreaktion
Gehirn: • Gehirndurchblutung wird gesteigert • Das Gehirn ist wach, die Sinnesorgane sind nach außen gerichtet • Zugang zu Gedächtnisinhalten ist blockiert **Atmung:** • Die Bronchien erweitern sich. • Die Atmung ist schneller und flacher. • Dadurch gesteigerte Sauerstoffaufnahme. **Herz-Kreislauf:** • Herz wird besser durchblutet und leistungsfähiger. • Herzschlag steigt an. • Blutdruck steigt an. • Verbesserte Durchblutung und Energieversorgung von Herz, Gehirn und Muskeln. • Gleichzeitig Verengung der Blutgefäße von Haut, Körperperipherie und des Verdauungstraktes. **Muskulatur:** • Verbesserung der Durchblutung der Skellettmuskulatur • Muskelspannung ist erhöht (Schulter-, Nacken- und Rückenmuskulatur) **Stoffwechsel:** • Zuckerreserven aus Leber werden vermehrt in das Blut abgegeben • Fettsäuren aus den Fettvorräten des Körpers werden freigesetzt	**Gehirn:** • Einschränkung der kognitiven Leistungsfähigkeit • Hirninfarkt • Depression **Sinnesorgane:** • Erhöhter Augeninnendruck • Ohrgeräusche, Tinnitus, Hörsturz **Herz-Kreislauf:** • Bluthochdruck • Arterienverkalkung • Koronare Herzerkrankung • Herzinfarkt **Verdauungsorgane:** • Störung der Verdauung • Magen-Darm-Geschwüre **Muskulatur:** • Kopf- und Rückenschmerzen **Schmerz:** • Erhöhtes Schmerzerleben **Stoffwechsel:** • Erhöhter Blutzuckerspiegel/ Diabetes • Erhöhter Cholesterinspiegel **Sexualität:** • Libidoverlust • Zyklusstörung • Impotenz • Störung der Samenreifung

Schwere-Übung

Woher kennen Sie Schwere im Zusammenhang mit Entspannung?

Bsp.: Bettschwere

Schmerzen

Dauerhafte Anspannung von Muskeln führt zu Verspannung, was zu Schmerzen führt.

Was passiert mit ihren Muskeln, wenn Sie Schmerzen haben?

Durch Entspannung der Muskeln wird der Kreislauf aus immer stärker werdenden Schmerzen unterbrochen. Die Verspannungen werden gelöst. Die Schmerzen reduziert.

Vorstellung einer Situation von angenehmer Schwere.

Formel:

- „Rechter Arm ist angenehm schwer" 3x
- „Linker Arm ist angenehm schwer" 3x

In der Vorstellung den Schultergürtel mit einbeziehen.

- „Arme angenehm schwer"

Physiologische Erklärung der Schwere:

1. Durch das Entspannen der Muskeln wird das Eigengewicht auf der Unterlage vermehrt wahrgenommen. Die Arme haben keine Tragefunktion mehr.

2. Durch die Entspannung fließt vermehrt Blut durch die Extremitäten

Rücknahme nicht vergessen.

Wärme-Übung

Woher kennen Sie Wärme in Zusammenhang mit Entspannung?

Bsp.: Sauna

Bei der Wärmeübung soll gezielt die Durchblutung verbessert werden, indem sich die Gefäße durch die Entspannung weiten. Die Wärme wird dadurch spürbar.

Mein Vorstellungsbild:

Vorsatzformel:

- „Rechter Arm angenehm warm" 3x
- „Linker Arm angenehm warm" 3x
- In der Vorstellung den Schultergürtel mit einbeziehen
- „Arme angenehm warm"

Herz-Übung

Ziel ist die Verlängerung der Entspannungszeit des Herzens.

Das eigene Herz zu spüren ist nicht leicht. Wann konnten Sie Ihr Herz spüren?

Bsp. Sport

Mein Vorstellungsbild:

Formel:

- „Herz schlägt ruhig und gleichmäßig" 3x

Nicht versuchen den Herzschlag zu reduzieren. Eher passiv beobachten, wie das Herz schlägt.

Atem-Übung

Die Umschaltung auf Entspannung wurde nun schon erreicht. Mit dieser Übung können Sie die Sauerstoffversorgung ihres Körpers optimieren und die Entspannung vertiefen.

Wie ist die Atmung in entspanntem Zustand, z.B. beim Schlaf?

Atmung erfolgt sowohl unwillkürlich, kann aber auch willkürlich beeinflusst werden. Auf diese Weise kann durch bewusste tiefe Bauchatmung, langsames Ausatmen eine Beruhigung stattfinden.

Beim autogenen Training soll jedoch nicht bewusst die Atmung verändert werden, sondern durch das Beobachten eines automatisch ablaufenden Prozesses und das Einsetzen der Vorsatzformel die Veränderung erlebt werden.

Mein Vorstellungsbild:

Formel: „Atmung ganz ruhig"

Sonnengeflecht-Übung

Das Sonnengeflecht ist ein Geflecht aus dicken Nervenfasern im Bauchraum. Von hier aus verlaufen die Nerven zu allen Organen wie Sonnenstrahlen.

Magen- und Darmgeräusche während des autogenen Trainings sind ein positives Zeichen, das anzeigt, dass die Organe ihre normale Tätigkeit ausüben.

Die Sonnengeflecht-Übung dient der Regulierung der Tätigkeit der inneren Organe. Die Magensäureproduktion bei Menschen mit Magengeschwüre kann auf ein gesundes Maß gebracht werden, die Verdauungsvorgänge bei Obstipation (Verstopfung) in Gang gesetzt werden.

Mein Vorstellungsbild:

Formel: „Sonnengeflecht strömend warm"

Kopf-Übung

Die Kopf-Übung = Stirnkühle-Übung wirkt Mattigkeit und Schlappheit entgegen.

„Warmes Herz, kühler Kopf"

Nach dem autogenen Training sollen Sie sich erfrischt fühlen, die Kontrolle haben und bereit sein für Aktivitäten.

Mein Vorstellungsbild:

Formel: „Stirn angenehm kühl."

AT-Protokoll für Kursteilnehmende

Bitte schätzen Sie während der Laufzeit des Einführungskurses zum Autogenen Training nach jeder AT Übung, die sie alleine (also außerhalb des Kurses) durchführen, die empfundene Wirkung ein.

Benutzen Sie dabei bitte die folgende Antwortskala:

+3 = sehr starke positive Wirkung   *-1 = schwach negative/ unangenehme Wirkung*

+2 = deutlich positive Wirkung   *-2 = deutlich negative/ unangenehme Wirkung*

+1 = schwach positive Wirkung   *-3 = sehr stark negative/ unangenehme Wirkung*

0 = keine Wirkung

Tragen Sie bitte möglichst sofort nach der Übung die jeweils zutreffende Ziffer in die entsprechende Zeile der folgenden Tabelle.

Bereich Übungstag	Schwere	Wärme	Herz	Atem	Sonnen- geflecht	Kopf	Anmerkungen
1.Tag Übung 1							
Übung 2							
Übung 3							
2. Tag Übung 1							
Übung 2							
Übung 3							
3.Tag Übung 1							
Übung 2							
Übung 3							
4. Tag Übung 1							
Übung 2							
Übung 3							
5.Tag Übung 1							
Übung 2							
Übung 3							
6.Tag Übung 1							
Übung 2							
Übung 3							
7.Tag Übung 1							
Übung 2							
Übung 3							
8.Tag Übung 1							
Übung 2							
Übung 3							

Quellen

[1] Maercker, A., & Krampen, G. (2009). Entspannungsverfahren. Margraf, J., & Schneider, S. (Hrsg.). *Lehrbuch der Verhaltenstherapie.* Heidelberg: Springer Medizin Verlag. S. 499ff

[2] Hoffmann, B. (Dr. med.) (2017). *Handbuch Autogenes Training* (19. Auflage). München: dtv Verlagsgesellschaft mbH & Co.KG. S.33ff

[3] Hoffmann, B. (Dr. med.) (2017). *Handbuch Autogenes Training* (19. Auflage). München: dtv Verlagsgesellschaft mbH & Co.KG. S. 29ff

[4] Paz, T. (Dipl.-Psych.) (2011). Fortbildung Kursleiter Autogenes Training innerhalb der Ausbildung zum Psychologischen Psychotherapeuten im ZAP Bad Salzuflen.

[5] Kaluza, G. (2015) *Stressbewältigung- Trainingsmanual zur psychologischen Gesundheitsförderung.* (3. Auflage). Berlin Heidelberg: Springer-Verlag. S. 16ff

[6] Grasberger, D. (Dr. med.) .(2018) *Autogenes Training. (*2. Auflage). München: Gräfe und Unzer Verlag GmbH

[7] Hoffmann, B. (Dr. med.) (2017). *Handbuch Autogenes Training* (19. Auflage). München: dtv Verlagsgesellschaft mbH & Co.KG. S.284

[8] Hoffmann, B. (Dr. med.) (2017). *Handbuch Autogenes Training* (19. Auflage). München: dtv Verlagsgesellschaft mbH & Co.KG. S.453ff

[9] Hoffmann, B. (Dr. med.) (2017). *Handbuch Autogenes Training* (19. Auflage). München: dtv Verlagsgesellschaft mbH & Co.KG. S.36ff

[10] Hoffmann, B. (Dr. med.) (2017). *Handbuch Autogenes Training* (19. Auflage). München: dtv Verlagsgesellschaft mbH & Co.KG. S.55

[11] Hoffmann, B. (Dr. med.) (2017). *Handbuch Autogenes Training* (19. Auflage). München: dtv Verlagsgesellschaft mbH & Co.KG. S.57f

[12] Hoffmann, B. (Dr. med.) (2017). *Handbuch Autogenes Training* (19. Auflage). München: dtv Verlagsgesellschaft mbH & Co.KG. S.65ff

[13] Hoffmann, B. (Dr. med.) (2017). *Handbuch Autogenes Training* (19. Auflage). München: dtv Verlagsgesellschaft mbH & Co.KG. S.69

[14] Hoffmann, B. (Dr. med.) (2017). *Handbuch Autogenes Training* (19. Auflage). München: dtv Verlagsgesellschaft mbH & Co.KG. S.87ff

[15] Hoffmann, B. (Dr. med.) (2017). *Handbuch Autogenes Training* (19. Auflage). München: dtv Verlagsgesellschaft mbH & Co.KG. S.116ff

[16] Hoffmann, B. (Dr. med.) (2017). *Handbuch Autogenes Training* (19. Auflage). München: dtv Verlagsgesellschaft mbH & Co.KG. S.139

[17] Hoffmann, B. (Dr. med.) (2017). *Handbuch Autogenes Training* (19. Auflage). München: dtv Verlagsgesellschaft mbH & Co.KG. S.145ff

[18] Hoffmann, B. (Dr. med.) (2017). *Handbuch Autogenes Training* (19. Auflage). München: dtv Verlagsgesellschaft mbH & Co.KG. S.158ff

[19] Hoffmann, B. (Dr. med.) (2017). *Handbuch Autogenes Training* (19. Auflage). München: dtv Verlagsgesellschaft mbH & Co.KG. S.205ff

[20] Krapf, M., & Krapf, G. (2004). *Autogenes Training* (6. Auflage). Berlin: Springer-Verlag.

[21] Hoffmann, B. (Dr. med.) (2017). *Handbuch Autogenes Training* (19. Auflage). München: dtv Verlagsgesellschaft mbH & Co.KG. S.322ff

[22] Hoffmann, B. (Dr. med.) (2017). *Handbuch Autogenes Training* (19. Auflage). München: dtv Verlagsgesellschaft mbH & Co.KG. S.453ff

[23] https://www.entspannungsverfahren-bdp.de/leit-richtlinien/dateien/AT-Leit_und_Richtlinien.pdf

Abbildungsverzeichnis

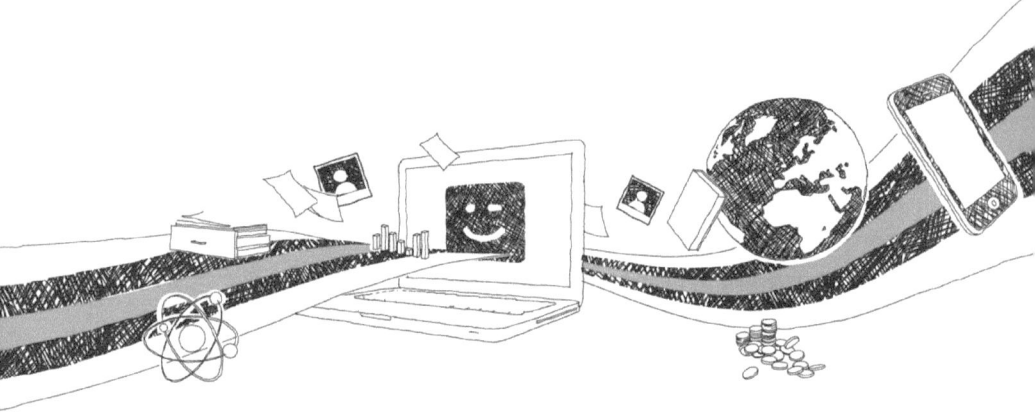
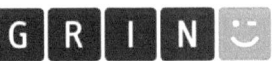